BLOOD SUGAR TRACKER

	BEFORE	MEALS		1 HR	2 HR	3 HR
MONDAY		B				
		L				
		D				
		S				
TUESDAY		B				
		L				
		D				
		S				
WEDNESDAY		B				
		L				
		D				
		S				
THURSADY		B				
		L				
		D				
		S				
FRIDAY		B				
		L				
		D				
		S				
SATURDAY		B				
		L				
		D				
		S				
SUNDAY		B				
		L				
		D				
		S				

BLOOD SUGAR TRACKER

	BEFORE	MEALS		1 HR	2 HR	3 HR
MONDAY		B				
		L				
		D				
		S				
TUESDAY		B				
		L				
		D				
		S				
WEDNESDAY		B				
		L				
		D				
		S				
THURSADY		B				
		L				
		D				
		S				
FRIDAY		B				
		L				
		D				
		S				
SATURDAY		B				
		L				
		D				
		S				
SUNDAY		B				
		L				
		D				
		S				

BLOOD SUGAR TRACKER

	BEFORE	MEALS	1 HR	2 HR	3 HR
MONDAY		B			
		L			
		D			
		S			
TUESDAY		B			
		L			
		D			
		S			
WEDNESDAY		B			
		L			
		D			
		S			
THURSADY		B			
		L			
		D			
		S			
FRIDAY		B			
		L			
		D			
		S			
SATURDAY		B			
		L			
		D			
		S			
SUNDAY		B			
		L			
		D			
		S			

BLOOD SUGAR TRACKER

	BEFORE	MEALS		1 HR	2 HR	3 HR
MONDAY		B				
		L				
		D				
		S				
TUESDAY		B				
		L				
		D				
		S				
WEDNESDAY		B				
		L				
		D				
		S				
THURSADY		B				
		L				
		D				
		S				
FRIDAY		B				
		L				
		D				
		S				
SATURDAY		B				
		L				
		D				
		S				
SUNDAY		B				
		L				
		D				
		S				

BLOOD SUGAR TRACKER

	BEFORE	MEALS	1 HR	2 HR	3 HR
MONDAY		B			
		L			
		D			
		S			
TUESDAY		B			
		L			
		D			
		S			
WEDNESDAY		B			
		L			
		D			
		S			
THURSADY		B			
		L			
		D			
		S			
FRIDAY		B			
		L			
		D			
		S			
SATURDAY		B			
		L			
		D			
		S			
SUNDAY		B			
		L			
		D			
		S			

BLOOD SUGAR TRACKER

	BEFORE	MEALS	1 HR	2 HR	3 HR
MONDAY		B			
		L			
		D			
		S			
TUESDAY		B			
		L			
		D			
		S			
WEDNESDAY		B			
		L			
		D			
		S			
THURSADY		B			
		L			
		D			
		S			
FRIDAY		B			
		L			
		D			
		S			
SATURDAY		B			
		L			
		D			
		S			
SUNDAY		B			
		L			
		D			
		S			

BLOOD SUGAR TRACKER

	BEFORE	MEALS	1 HR	2 HR	3 HR
MONDAY		B			
		L			
		D			
		S			
TUESDAY		B			
		L			
		D			
		S			
WEDNESDAY		B			
		L			
		D			
		S			
THURSADY		B			
		L			
		D			
		S			
FRIDAY		B			
		L			
		D			
		S			
SATURDAY		B			
		L			
		D			
		S			
SUNDAY		B			
		L			
		D			
		S			

BLOOD SUGAR TRACKER

	BEFORE	MEALS		1 HR	2 HR	3 HR
MONDAY		B				
		L				
		D				
		S				
TUESDAY		B				
		L				
		D				
		S				
WEDNESDAY		B				
		L				
		D				
		S				
THURSADY		B				
		L				
		D				
		S				
FRIDAY		B				
		L				
		D				
		S				
SATURDAY		B				
		L				
		D				
		S				
SUNDAY		B				
		L				
		D				
		S				

BLOOD SUGAR TRACKER

	BEFORE	MEALS		1 HR	2 HR	3 HR
MONDAY		B				
		L				
		D				
		S				
TUESDAY		B				
		L				
		D				
		S				
WEDNESDAY		B				
		L				
		D				
		S				
THURSADY		B				
		L				
		D				
		S				
FRIDAY		B				
		L				
		D				
		S				
SATURDAY		B				
		L				
		D				
		S				
SUNDAY		B				
		L				
		D				
		S				

BLOOD SUGAR TRACKER

	BEFORE	MEALS		1 HR	2 HR	3 HR
MONDAY		B				
		L				
		D				
		S				
TUESDAY		B				
		L				
		D				
		S				
WEDNESDAY		B				
		L				
		D				
		S				
THURSADY		B				
		L				
		D				
		S				
FRIDAY		B				
		L				
		D				
		S				
SATURDAY		B				
		L				
		D				
		S				
SUNDAY		B				
		L				
		D				
		S				

BLOOD SUGAR TRACKER

	BEFORE	MEALS		1 HR	2 HR	3 HR
MONDAY		B				
		L				
		D				
		S				
TUESDAY		B				
		L				
		D				
		S				
WEDNESDAY		B				
		L				
		D				
		S				
THURSADY		B				
		L				
		D				
		S				
FRIDAY		B				
		L				
		D				
		S				
SATURDAY		B				
		L				
		D				
		S				
SUNDAY		B				
		L				
		D				
		S				

BLOOD SUGAR TRACKER

	BEFORE	MEALS		1 HR	2 HR	3 HR
MONDAY		B				
MONDAY		L				
MONDAY		D				
MONDAY		S				
TUESDAY		B				
TUESDAY		L				
TUESDAY		D				
TUESDAY		S				
WEDNESDAY		B				
WEDNESDAY		L				
WEDNESDAY		D				
WEDNESDAY		S				
THURSADY		B				
THURSADY		L				
THURSADY		D				
THURSADY		S				
FRIDAY		B				
FRIDAY		L				
FRIDAY		D				
FRIDAY		S				
SATURDAY		B				
SATURDAY		L				
SATURDAY		D				
SATURDAY		S				
SUNDAY		B				
SUNDAY		L				
SUNDAY		D				
SUNDAY		S				

BLOOD SUGAR TRACKER

	BEFORE	MEALS		1 HR	2 HR	3 HR
MONDAY		B				
		L				
		D				
		S				
TUESDAY		B				
		L				
		D				
		S				
WEDNESDAY		B				
		L				
		D				
		S				
THURSADY		B				
		L				
		D				
		S				
FRIDAY		B				
		L				
		D				
		S				
SATURDAY		B				
		L				
		D				
		S				
SUNDAY		B				
		L				
		D				
		S				

BLOOD SUGAR TRACKER

	BEFORE	MEALS	1 HR	2 HR	3 HR
MONDAY		B			
		L			
		D			
		S			
TUESDAY		B			
		L			
		D			
		S			
WEDNESDAY		B			
		L			
		D			
		S			
THURSADY		B			
		L			
		D			
		S			
FRIDAY		B			
		L			
		D			
		S			
SATURDAY		B			
		L			
		D			
		S			
SUNDAY		B			
		L			
		D			
		S			

BLOOD SUGAR TRACKER

	BEFORE	MEALS	1 HR	2 HR	3 HR
MONDAY		B			
		L			
		D			
		S			
TUESDAY		B			
		L			
		D			
		S			
WEDNESDAY		B			
		L			
		D			
		S			
THURSADY		B			
		L			
		D			
		S			
FRIDAY		B			
		L			
		D			
		S			
SATURDAY		B			
		L			
		D			
		S			
SUNDAY		B			
		L			
		D			
		S			

BLOOD SUGAR TRACKER

	BEFORE	MEALS		1 HR	2 HR	3 HR
MONDAY		B				
		L				
		D				
		S				
TUESDAY		B				
		L				
		D				
		S				
WEDNESDAY		B				
		L				
		D				
		S				
THURSADY		B				
		L				
		D				
		S				
FRIDAY		B				
		L				
		D				
		S				
SATURDAY		B				
		L				
		D				
		S				
SUNDAY		B				
		L				
		D				
		S				

BLOOD SUGAR TRACKER

	BEFORE	MEALS		1 HR	2 HR	3 HR
MONDAY		B				
		L				
		D				
		S				
TUESDAY		B				
		L				
		D				
		S				
WEDNESDAY		B				
		L				
		D				
		S				
THURSADY		B				
		L				
		D				
		S				
FRIDAY		B				
		L				
		D				
		S				
SATURDAY		B				
		L				
		D				
		S				
SUNDAY		B				
		L				
		D				
		S				

BLOOD SUGAR TRACKER

	BEFORE	MEALS		1 HR	2 HR	3 HR
MONDAY		B				
		L				
		D				
		S				
TUESDAY		B				
		L				
		D				
		S				
WEDNESDAY		B				
		L				
		D				
		S				
THURSADY		B				
		L				
		D				
		S				
FRIDAY		B				
		L				
		D				
		S				
SATURDAY		B				
		L				
		D				
		S				
SUNDAY		B				
		L				
		D				
		S				

BLOOD SUGAR TRACKER

	BEFORE	MEALS		1 HR	2 HR	3 HR
MONDAY		B				
		L				
		D				
		S				
TUESDAY		B				
		L				
		D				
		S				
WEDNESDAY		B				
		L				
		D				
		S				
THURSADY		B				
		L				
		D				
		S				
FRIDAY		B				
		L				
		D				
		S				
SATURDAY		B				
		L				
		D				
		S				
SUNDAY		B				
		L				
		D				
		S				

BLOOD SUGAR TRACKER

	BEFORE	MEALS		1 HR	2 HR	3 HR
MONDAY		B				
		L				
		D				
		S				
TUESDAY		B				
		L				
		D				
		S				
WEDNESDAY		B				
		L				
		D				
		S				
THURSADY		B				
		L				
		D				
		S				
FRIDAY		B				
		L				
		D				
		S				
SATURDAY		B				
		L				
		D				
		S				
SUNDAY		B				
		L				
		D				
		S				

BLOOD SUGAR TRACKER

	BEFORE	MEALS		1 HR	2 HR	3 HR
MONDAY		B				
		L				
		D				
		S				
TUESDAY		B				
		L				
		D				
		S				
WEDNESDAY		B				
		L				
		D				
		S				
THURSADY		B				
		L				
		D				
		S				
FRIDAY		B				
		L				
		D				
		S				
SATURDAY		B				
		L				
		D				
		S				
SUNDAY		B				
		L				
		D				
		S				

BLOOD SUGAR TRACKER

	BEFORE	MEALS	1 HR	2 HR	3 HR
MONDAY		B			
		L			
		D			
		S			
TUESDAY		B			
		L			
		D			
		S			
WEDNESDAY		B			
		L			
		D			
		S			
THURSADY		B			
		L			
		D			
		S			
FRIDAY		B			
		L			
		D			
		S			
SATURDAY		B			
		L			
		D			
		S			
SUNDAY		B			
		L			
		D			
		S			

BLOOD SUGAR TRACKER

	BEFORE	MEALS		1 HR	2 HR	3 HR
MONDAY		B				
		L				
		D				
		S				
TUESDAY		B				
		L				
		D				
		S				
WEDNESDAY		B				
		L				
		D				
		S				
THURSADY		B				
		L				
		D				
		S				
FRIDAY		B				
		L				
		D				
		S				
SATURDAY		B				
		L				
		D				
		S				
SUNDAY		B				
		L				
		D				
		S				

BLOOD SUGAR TRACKER

	BEFORE	MEALS		1 HR	2 HR	3 HR
MONDAY		B				
		L				
		D				
		S				
TUESDAY		B				
		L				
		D				
		S				
WEDNESDAY		B				
		L				
		D				
		S				
THURSADY		B				
		L				
		D				
		S				
FRIDAY		B				
		L				
		D				
		S				
SATURDAY		B				
		L				
		D				
		S				
SUNDAY		B				
		L				
		D				
		S				

BLOOD SUGAR TRACKER

	BEFORE	MEALS		1 HR	2 HR	3 HR
MONDAY		B				
		L				
		D				
		S				
TUESDAY		B				
		L				
		D				
		S				
WEDNESDAY		B				
		L				
		D				
		S				
THURSADY		B				
		L				
		D				
		S				
FRIDAY		B				
		L				
		D				
		S				
SATURDAY		B				
		L				
		D				
		S				
SUNDAY		B				
		L				
		D				
		S				

BLOOD SUGAR TRACKER

	BEFORE	MEALS	1 HR	2 HR	3 HR
MONDAY		B			
		L			
		D			
		S			
TUESDAY		B			
		L			
		D			
		S			
WEDNESDAY		B			
		L			
		D			
		S			
THURSADY		B			
		L			
		D			
		S			
FRIDAY		B			
		L			
		D			
		S			
SATURDAY		B			
		L			
		D			
		S			
SUNDAY		B			
		L			
		D			
		S			

BLOOD SUGAR TRACKER

	BEFORE	MEALS		1 HR	2 HR	3 HR
MONDAY		B				
		L				
		D				
		S				
TUESDAY		B				
		L				
		D				
		S				
WEDNESDAY		B				
		L				
		D				
		S				
THURSADY		B				
		L				
		D				
		S				
FRIDAY		B				
		L				
		D				
		S				
SATURDAY		B				
		L				
		D				
		S				
SUNDAY		B				
		L				
		D				
		S				

BLOOD SUGAR TRACKER

	BEFORE	MEALS	1 HR	2 HR	3 HR
MONDAY		B			
		L			
		D			
		S			
TUESDAY		B			
		L			
		D			
		S			
WEDNESDAY		B			
		L			
		D			
		S			
THURSADY		B			
		L			
		D			
		S			
FRIDAY		B			
		L			
		D			
		S			
SATURDAY		B			
		L			
		D			
		S			
SUNDAY		B			
		L			
		D			
		S			

BLOOD SUGAR TRACKER

	BEFORE	MEALS		1 HR	2 HR	3 HR
MONDAY		B				
		L				
		D				
		S				
TUESDAY		B				
		L				
		D				
		S				
WEDNESDAY		B				
		L				
		D				
		S				
THURSADY		B				
		L				
		D				
		S				
FRIDAY		B				
		L				
		D				
		S				
SATURDAY		B				
		L				
		D				
		S				
SUNDAY		B				
		L				
		D				
		S				

BLOOD SUGAR TRACKER

	BEFORE	MEALS	1 HR	2 HR	3 HR
MONDAY		B			
		L			
		D			
		S			
TUESDAY		B			
		L			
		D			
		S			
WEDNESDAY		B			
		L			
		D			
		S			
THURSADY		B			
		L			
		D			
		S			
FRIDAY		B			
		L			
		D			
		S			
SATURDAY		B			
		L			
		D			
		S			
SUNDAY		B			
		L			
		D			
		S			

BLOOD SUGAR TRACKER

	BEFORE	MEALS	1 HR	2 HR	3 HR
MONDAY		B			
		L			
		D			
		S			
TUESDAY		B			
		L			
		D			
		S			
WEDNESDAY		B			
		L			
		D			
		S			
THURSADY		B			
		L			
		D			
		S			
FRIDAY		B			
		L			
		D			
		S			
SATURDAY		B			
		L			
		D			
		S			
SUNDAY		B			
		L			
		D			
		S			

BLOOD SUGAR TRACKER

	BEFORE	MEALS	1 HR	2 HR	3 HR
MONDAY		B			
		L			
		D			
		S			
TUESDAY		B			
		L			
		D			
		S			
WEDNESDAY		B			
		L			
		D			
		S			
THURSADY		B			
		L			
		D			
		S			
FRIDAY		B			
		L			
		D			
		S			
SATURDAY		B			
		L			
		D			
		S			
SUNDAY		B			
		L			
		D			
		S			

BLOOD SUGAR TRACKER

	BEFORE	MEALS		1 HR	2 HR	3 HR
MONDAY		B				
		L				
		D				
		S				
TUESDAY		B				
		L				
		D				
		S				
WEDNESDAY		B				
		L				
		D				
		S				
THURSADY		B				
		L				
		D				
		S				
FRIDAY		B				
		L				
		D				
		S				
SATURDAY		B				
		L				
		D				
		S				
SUNDAY		B				
		L				
		D				
		S				

BLOOD SUGAR TRACKER

	BEFORE	MEALS	1 HR	2 HR	3 HR
MONDAY		B			
		L			
		D			
		S			
TUESDAY		B			
		L			
		D			
		S			
WEDNESDAY		B			
		L			
		D			
		S			
THURSADY		B			
		L			
		D			
		S			
FRIDAY		B			
		L			
		D			
		S			
SATURDAY		B			
		L			
		D			
		S			
SUNDAY		B			
		L			
		D			
		S			

BLOOD SUGAR TRACKER

	BEFORE	MEALS		1 HR	2 HR	3 HR
MONDAY		B				
		L				
		D				
		S				
TUESDAY		B				
		L				
		D				
		S				
WEDNESDAY		B				
		L				
		D				
		S				
THURSADY		B				
		L				
		D				
		S				
FRIDAY		B				
		L				
		D				
		S				
SATURDAY		B				
		L				
		D				
		S				
SUNDAY		B				
		L				
		D				
		S				

BLOOD SUGAR TRACKER

	BEFORE	MEALS		1 HR	2 HR	3 HR
MONDAY		B				
		L				
		D				
		S				
TUESDAY		B				
		L				
		D				
		S				
WEDNESDAY		B				
		L				
		D				
		S				
THURSADY		B				
		L				
		D				
		S				
FRIDAY		B				
		L				
		D				
		S				
SATURDAY		B				
		L				
		D				
		S				
SUNDAY		B				
		L				
		D				
		S				

BLOOD SUGAR TRACKER

	BEFORE	MEALS		1 HR	2 HR	3 HR
MONDAY		B				
		L				
		D				
		S				
TUESDAY		B				
		L				
		D				
		S				
WEDNESDAY		B				
		L				
		D				
		S				
THURSADY		B				
		L				
		D				
		S				
FRIDAY		B				
		L				
		D				
		S				
SATURDAY		B				
		L				
		D				
		S				
SUNDAY		B				
		L				
		D				
		S				

BLOOD SUGAR TRACKER

	BEFORE	MEALS	1 HR	2 HR	3 HR
MONDAY		B			
		L			
		D			
		S			
TUESDAY		B			
		L			
		D			
		S			
WEDNESDAY		B			
		L			
		D			
		S			
THURSADY		B			
		L			
		D			
		S			
FRIDAY		B			
		L			
		D			
		S			
SATURDAY		B			
		L			
		D			
		S			
SUNDAY		B			
		L			
		D			
		S			

BLOOD SUGAR TRACKER

	BEFORE	MEALS	1 HR	2 HR	3 HR
MONDAY		B			
		L			
		D			
		S			
TUESDAY		B			
		L			
		D			
		S			
WEDNESDAY		B			
		L			
		D			
		S			
THURSADY		B			
		L			
		D			
		S			
FRIDAY		B			
		L			
		D			
		S			
SATURDAY		B			
		L			
		D			
		S			
SUNDAY		B			
		L			
		D			
		S			

BLOOD SUGAR TRACKER

	BEFORE	MEALS	1 HR	2 HR	3 HR
MONDAY		B			
		L			
		D			
		S			
TUESDAY		B			
		L			
		D			
		S			
WEDNESDAY		B			
		L			
		D			
		S			
THURSADY		B			
		L			
		D			
		S			
FRIDAY		B			
		L			
		D			
		S			
SATURDAY		B			
		L			
		D			
		S			
SUNDAY		B			
		L			
		D			
		S			

BLOOD SUGAR TRACKER

	BEFORE	MEALS	1 HR	2 HR	3 HR
MONDAY		B			
		L			
		D			
		S			
TUESDAY		B			
		L			
		D			
		S			
WEDNESDAY		B			
		L			
		D			
		S			
THURSADY		B			
		L			
		D			
		S			
FRIDAY		B			
		L			
		D			
		S			
SATURDAY		B			
		L			
		D			
		S			
SUNDAY		B			
		L			
		D			
		S			

BLOOD SUGAR TRACKER

	BEFORE	MEALS	1 HR	2 HR	3 HR
MONDAY		B			
		L			
		D			
		S			
TUESDAY		B			
		L			
		D			
		S			
WEDNESDAY		B			
		L			
		D			
		S			
THURSADY		B			
		L			
		D			
		S			
FRIDAY		B			
		L			
		D			
		S			
SATURDAY		B			
		L			
		D			
		S			
SUNDAY		B			
		L			
		D			
		S			

BLOOD SUGAR TRACKER

	BEFORE	MEALS		1 HR	2 HR	3 HR
MONDAY		B				
		L				
		D				
		S				
TUESDAY		B				
		L				
		D				
		S				
WEDNESDAY		B				
		L				
		D				
		S				
THURSADY		B				
		L				
		D				
		S				
FRIDAY		B				
		L				
		D				
		S				
SATURDAY		B				
		L				
		D				
		S				
SUNDAY		B				
		L				
		D				
		S				

BLOOD SUGAR TRACKER

	BEFORE	MEALS	1 HR	2 HR	3 HR
MONDAY		B			
		L			
		D			
		S			
TUESDAY		B			
		L			
		D			
		S			
WEDNESDAY		B			
		L			
		D			
		S			
THURSADY		B			
		L			
		D			
		S			
FRIDAY		B			
		L			
		D			
		S			
SATURDAY		B			
		L			
		D			
		S			
SUNDAY		B			
		L			
		D			
		S			

BLOOD SUGAR TRACKER

	BEFORE	MEALS		1 HR	2 HR	3 HR
MONDAY		B				
		L				
		D				
		S				
TUESDAY		B				
		L				
		D				
		S				
WEDNESDAY		B				
		L				
		D				
		S				
THURSADY		B				
		L				
		D				
		S				
FRIDAY		B				
		L				
		D				
		S				
SATURDAY		B				
		L				
		D				
		S				
SUNDAY		B				
		L				
		D				
		S				

BLOOD SUGAR TRACKER

	BEFORE	MEALS	1 HR	2 HR	3 HR
MONDAY		B			
		L			
		D			
		S			
TUESDAY		B			
		L			
		D			
		S			
WEDNESDAY		B			
		L			
		D			
		S			
THURSADY		B			
		L			
		D			
		S			
FRIDAY		B			
		L			
		D			
		S			
SATURDAY		B			
		L			
		D			
		S			
SUNDAY		B			
		L			
		D			
		S			

BLOOD SUGAR TRACKER

	BEFORE	MEALS		1 HR	2 HR	3 HR
MONDAY		B				
		L				
		D				
		S				
TUESDAY		B				
		L				
		D				
		S				
WEDNESDAY		B				
		L				
		D				
		S				
THURSADY		B				
		L				
		D				
		S				
FRIDAY		B				
		L				
		D				
		S				
SATURDAY		B				
		L				
		D				
		S				
SUNDAY		B				
		L				
		D				
		S				

BLOOD SUGAR TRACKER

	BEFORE	MEALS	1 HR	2 HR	3 HR
MONDAY		B			
		L			
		D			
		S			
TUESDAY		B			
		L			
		D			
		S			
WEDNESDAY		B			
		L			
		D			
		S			
THURSADY		B			
		L			
		D			
		S			
FRIDAY		B			
		L			
		D			
		S			
SATURDAY		B			
		L			
		D			
		S			
SUNDAY		B			
		L			
		D			
		S			

BLOOD SUGAR TRACKER

	BEFORE	MEALS	1 HR	2 HR	3 HR
MONDAY		B			
		L			
		D			
		S			
TUESDAY		B			
		L			
		D			
		S			
WEDNESDAY		B			
		L			
		D			
		S			
THURSADY		B			
		L			
		D			
		S			
FRIDAY		B			
		L			
		D			
		S			
SATURDAY		B			
		L			
		D			
		S			
SUNDAY		B			
		L			
		D			
		S			

BLOOD SUGAR TRACKER

	BEFORE	MEALS	1 HR	2 HR	3 HR
MONDAY		B			
		L			
		D			
		S			
TUESDAY		B			
		L			
		D			
		S			
WEDNESDAY		B			
		L			
		D			
		S			
THURSADY		B			
		L			
		D			
		S			
FRIDAY		B			
		L			
		D			
		S			
SATURDAY		B			
		L			
		D			
		S			
SUNDAY		B			
		L			
		D			
		S			

BLOOD SUGAR TRACKER

	BEFORE	MEALS	1 HR	2 HR	3 HR
MONDAY		B			
		L			
		D			
		S			
TUESDAY		B			
		L			
		D			
		S			
WEDNESDAY		B			
		L			
		D			
		S			
THURSADY		B			
		L			
		D			
		S			
FRIDAY		B			
		L			
		D			
		S			
SATURDAY		B			
		L			
		D			
		S			
SUNDAY		B			
		L			
		D			
		S			

BLOOD SUGAR TRACKER

	BEFORE	MEALS	1 HR	2 HR	3 HR
MONDAY		B			
		L			
		D			
		S			
TUESDAY		B			
		L			
		D			
		S			
WEDNESDAY		B			
		L			
		D			
		S			
THURSADY		B			
		L			
		D			
		S			
FRIDAY		B			
		L			
		D			
		S			
SATURDAY		B			
		L			
		D			
		S			
SUNDAY		B			
		L			
		D			
		S